BEI GRIN MACHT SICH IHR WISSEN BEZAHLT

- Wir veröffentlichen Ihre Hausarbeit, Bachelor- und Masterarbeit

- Ihr eigenes eBook und Buch - weltweit in allen wichtigen Shops

- Verdienen Sie an jedem Verkauf

Jetzt bei www.GRIN.com hochladen und kostenlos publizieren

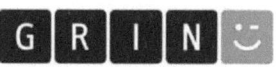

Bibliografische Information der Deutschen Nationalbibliothek:

Die Deutsche Bibliothek verzeichnet diese Publikation in der Deutschen National-
bibliografie; detaillierte bibliografische Daten sind im Internet über http://dnb.d-
nb.de/ abrufbar.

Impressum:

Copyright © 2017 GRIN Verlag, Open Publishing GmbH
Druck und Bindung: Books on Demand GmbH, Norderstedt Germany
ISBN: 9783668499676

Dieses Buch bei GRIN:

http://www.grin.com/de/e-book/371782/onlife-ein-projekt-zur-gesundheitsfoerde-
rung-von-jugendlichen-mit-fokus

Nancy Kolling

OnLife. Ein Projekt zur Gesundheitsförderung von Jugendlichen mit Fokus auf die Omnipräsenz digitaler Medien in deren Lebenswelten

GRIN Verlag

Hochschule Magdeburg-Stendal

Fachbereich Soziale Arbeit, Gesundheit und Medien

Fernstudiengang Angewandte Gesundheitswissenschaften

Modulprüfung: Entwicklung von Projektkonzeptionen

OnLife – Ein Projekt zur Gesundheitsförderung von Jugendlichen mit Fokus auf die Omnipräsenz digitaler Medien in deren Lebenswelten

Eingereicht von:

Nancy Kolling

Inhalt

Abbildungsverzeichnis

2

1 Einleitung

Digitale Medien sind heutzutage allgegenwärtig und aus unserem Alltag nicht mehr wegzudenken. Durch die Nutzung mobiler Endgeräte ist es möglich „always on" zu sein. Dies fördert und erleichtert insbesondere die Informationsbeschaffung und die Kommunikation auch über große Entfernungen hinweg. Kinder und Jugendliche haben die Vorteile der Internetnutzung bereits erkannt und bewegen sich wie selbstverständlich im World Wide Web. Die Verlockungen, sich im Internet zu verlieren, sind besonders für Kinder und Jugendliche beträchtlich (Spitzer, 2015, S. 20).

Die Verfasserin dieser Arbeit ist selbstständige Ernährungsberaterin und Entspannungspädagogin. Hier hat sie unter anderem die Möglichkeit, Jugendliche in Sekundarschulen zu unterrichten. Sowohl im beruflichen Kontext als auch im familiären und privaten Umfeld hat sie Einblicke in das Nutzungsverhalten Jugendlicher in digitalen Medien erhalten. Ihre Beobachtungen wurden durch umfangreiche Recherchen im Internet, in Datenbanken der Hochschulbibliothek und Fachliteratur bestätigt. Auf Nachfrage an Sekundarschulen in regionaler Umgebung der Verfasserin stellte sich heraus, dass es durchaus Präventionsprogramme für Jugendliche in Bezug auf die Internetnutzung gibt, allerdings zielen diese hauptsächlich auf die Gefahren der Cyber-Kriminalität und die Verletzung des Jugendschutzes ab und vernachlässigen dabei die Risiken für die Gesundheit dieser Bevölkerungsgruppe. Daher befasst sich dieses Projekt mit den gesundheitlichen Folgen der Internetnutzung bei Jugendlichen und der Gesundheitsförderung dieser Zielgruppe durch die Einführung entsprechender Maßnahmen.

Da das Thema digitale Medien sehr umfangreich und komplex ist, bezieht sich das Projekt in erster Linie auf die Internetnutzung Jugendlicher im Alter von 12 bis 13 Jahren, insbesondere in Bezug auf mobile Endgeräte. Die Gefahren der Online- und Spielesucht sowie die Internetkriminalität und Jugendschutzverletzungen werden in dieser Arbeit nicht thematisiert.

2 Problembetrachtung

Die Digitalisierung des Alltags schreitet stetig und immer schneller voran (Spitzer, 2015, S. 9). Selbst Kinder kommen heutzutage schon frühzeitig mit digitalen Medien, wie z. B. Spielekonsolen, Computer, Smartphones und nicht zuletzt dem Fernseher, in Kontakt (Spitzer, 2015, S. 56). Während es den Eltern kleinerer Kinder noch möglich ist, den Medienkonsum zu reglementieren, ist es spätestens beim Eintritt in die weiterführenden Schulen schwierig, denn hier unterliegen die Kinder bzw. Jugendlichen derweil einem Konformitätsdruck ihrer Peergroup, dem auch die Eltern hilflos gegenüberstehen (Hornbrecher & Baron, 2015, S. 8 ff). Sie fügen sich den Ansprüchen ihrer Kinder und statten sie mit der neuen Technik aus, obwohl sie größtenteils über geringe Kontrollmöglichkeiten der Mediennutzung ihrer Kinder verfügen (ebd.). Zum einen fehlt den Eltern häufig die nötige Medienkompetenz, zum anderen möchten Jugendliche ihren Medien-Umgang autonom gestalten, was immer wieder zu Konflikten mit den Eltern führt (Wagner, Eggert & Schubert, 2016, S. 3).

Studien zufolge besitzen 79% der 12- bis 17-Jährigen bereits ein eigenes Smartphone (Hornbrecher et al, 2015, S. 5). Das Bild von Jugendlichen auf öffentlichen Plätzen, in Cafés, auf den Straßen, mit ihrem Smartphone als ständigen Begleiter in der Hand, ist zu einem bekannten Bild geworden. Denn dieses mobile Endgerät ist jederzeit griffbereit, multifunktional und leicht zu bedienen (Nemitz & Rieder, 2011). Jugendliche verbringen einen erheblichen Teil ihrer Freizeit heutzutage hauptsächlich mit elektronischen Medien (Schmitz, Ellert, Gutsche, Poethko-Müller, Ryl, Schlack & Ziese, 2014, S. 37). Statt sich mit Freunden zu treffen, chatten sie und präsentieren sich alltäglich in sozialen Netzwerken wie WhatsApp, Twitter, Instagram und Facebook. Auch zeitintensives Video schauen auf Seiten wie z. B. YouTube ist sehr beliebt, ebenso Musik hören und Spiele spielen (Spitzer, 2015, S. 57).

Aus den geschilderten Sachverhalten können sich sowohl physische, als auch psychische Belastungen ergeben. Diese gesundheitlichen Effekte werden nachfolgend näher betrachtet.

2.1 Physische Belastungen

Da die Medien-Nutzung bei vielen Jugendlichen in unmittelbarer Konkurrenz zu körperlicher Aktivität in der Freizeit steht, ist es nicht verwunderlich, dass eine zeitintensive Internet-Zuwendung geradeswegs mit Bewegungsmangel einhergeht (Schmitz et al., 2014, S. 38).

Neben der Häufung von Übergewicht als Folge der körperlichen Inaktivität, werden in Studien zunehmend Haltungsschäden dokumentiert (Hornbrecher, 2015, S. 19). Zudem berichten Jugendliche vielfach über Kopfschmerzen, Rücken- und Nackenproblemen, welche auf die Nutzung digitaler Medien zurückzuführen sind. Auch das Risiko, später an Folgeerkrankungen wie Diabetes, Herz-Kreislauf-Erkrankungen oder Stoffwechselstörungen zu leiden, ist demnach erhöht (ebd.).

2.2 Psychische Auswirkungen

Bewegungsarmut wirkt sich nicht nur auf die Physis, sondern auch auf die geistige und mentale Ebene aus (Hornbrecher, 2015, S. 19). Hierbei handelt es sich u. a. um Effekte wie Konzentrationsstörungen, Minderung der Leistungsfähigkeit, Aggressivität, Schlafstörungen und erhöhter Stressanfälligkeit (ebd.).

Insbesondere die Smartphone-Nutzung ist ein wichtiger Aspekt im Hinblick auf die Entstehung von Stress. Die ständige Präsenz der mobilen Endgeräte fördert z. B. die Entstehung von Konflikten in der Familie (Hornbrecher & Baro, 2014, S. 16). Das Handy ist immer dabei, schon morgens beim Aufstehen, in der Schule, mittags beim Essen, während der Hausaufgaben, am Nachmittag und abends bis spät in die Nacht (Wagner et al., 2016, S. 5). Jugendliche sind einem deutlichen sozialen Druck ausgesetzt und haben oftmals Angst, etwas zu verpassen (Wagner et al., 2016, S. 5). Zweifellos ist es hilfreich sogenannte Social Apps für Terminabsprachen, den Informationsaustausch und zur Kommunikation mit Freunden zu nutzen. Dennoch bieten gerade diese, zum Teil öffentlichen, für jeden zugänglichen Online-Communities ein erhebliches Gefahrenpotenzial (Nemitz & Rieder, 2011). Nachrichten werden rund um die Uhr geprüft und kommentiert, was viel Zeit kostet. Zudem neigen Jugendliche zur Selbstdarstellung im Internet durch Fotos (Selfies) und zum Teil auch Videos in der Hoffnung, möglichst viele „Follower" und „Likes" zu generieren (Spitzer, 2015, S. 157 f). Dadurch werden zahlreiche private Informationen der breiten Öffentlichkeit zuträglich gemacht. Die Reaktionen sind nicht immer positiv.

Ebenso zeigt sich, dass es den Jugendlichen zunehmend schwerfällt, über Schwierigkeiten oder Probleme in der Peergroup zu reden, stattdessen finden Auseinandersetzungen vorwiegend im öffentlichen Raum, im Chat statt (Spitzer, 2015, S. 159 ff). Die vermeintliche Anonymität führt immer häufiger dazu, dass einzelne Personen in den Online-Communities beschimpft und bloßgestellt werden, was dramatische Folgen für die Betroffenen haben kann (Wagner et al., 2016, S. 6). Dass die Nutzung von Online-Communities ein großes Gefährdungspotential aufweist, z. B. durch Cyber-Stalking und Cyber-Mobbing, ist den Nutzern z. T. nicht bewusst oder wird nicht weiter beachtet sowohl von den Jugendlichen sowie ihren Eltern. Wenn es zu spät ist, folgen u. a. Schlaflosigkeit, Angst bis hin zu schweren Depressionen (Spitzer, 2015, S.159 ff).

3 Entwicklung der Fragestellung

Aus der dargestellten Problematik ergeben sich verschiedene Fragen. Etwa, ob und auf welche Weise eine Einflussnahme auf die zunehmende Digitalisierung im Lebensalltag der Kinder und Jugendlichen überhaupt möglich ist und wie demzufolge gesundheitsförderliche Lebenswelten geschaffen werden können. Um dies herauszufinden, müssen zunächst die Hintergründe für das Internetnutzungsverhalten der Betroffenen ermittelt werden.

3.1 In Bezug auf die Jugendlichen

Da Jugendliche viel Zeit mit digitalen Medien verbringen, stellt sich hier die Frage nach dem Warum. Vermutlich mangelt es an interessanten Möglichkeiten der Freizeitgestaltung. Wie kann man diesem Problem entgegenwirken und somit wieder die Neugier auf die Welt außerhalb digitaler Medien wecken? Welche Alternativen können sowohl für einen körperlichen Ausgleich als auch für eine verbesserte Kommunikation untereinander förderlich sein? Allein die Darbietung attraktiver Freizeitalternativen reicht nicht für eine Verhaltensänderung der Kinder und Jugendlichen aus. Auch ein gesunder Umgang mit digitalen Medien muss erst gelernt werden. Strikte Verbote seitens der Eltern und Lehrer sind diesbezüglich wenig hilfreich, da Jugendliche ihren Medien-umgang autonom regeln wollen (Wagner, Eggert & Schubert, 2016, S. 3). Wie ist es dennoch realisierbar, den Mediengebrauch ohne strenge Reglementierung einzuschränken? Könnte die selbständige Erarbeitung einer Medienkompetenz durch die Beantwortung von Fragen nach dem eigenen Nutzungsverhalten mit kritischer Selbstreflexion sowie die Erforschung entsprechender Auswirkungen auf die Gesundheit dazu beitragen?

Des Weiteren ist es sinnvoll das Thema für die Durchführung des Projekts interessant aufzubereiten, um eine entsprechend hohe Akzeptanz bei den Schülern zu erreichen. Wie lässt sich dies bewerkstelligen?

3.2 In Bezug auf die Eltern und Lehrer

Auch die Medienerziehung innerhalb der Familie kann, durch Einbeziehung der Eltern in das Projekt gefördert werden. Die Eltern sollen sich ihrer Vorbildwirkung bewusstwerden und sich intensiv mit der bestehenden Problematik auseinandersetzen. Wie bereits beschrieben, haben Eltern oftmals keinen Einfluss auf die Mediennutzung ihrer Kinder. Liegt es am fehlenden Interesse, an mangelnder Medienkompetenz oder dem nicht vorhandenen Wissen über gesundheitliche Risiken, die aus einem unangemessenen Mediennutzungsverhalten resultieren können? Daraus ergibt sich die Frage, wie und in welchem Umfang die Eltern der Schüler in diesem Projekt integriert werden können.

Auch Multiplikatoren wie z. B. Klassenlehrer und IT-Lehrer sollten mit einbezogen werden, denn ohne pädagogische Unterstützung wird ein Projekterfolg auf Dauer nur schwerlich zu erreichen sein. Auf welche Weise lässt sich das Interesse der Lehrer wecken, um sie nicht nur für die Mitwirkung am Projekt, sondern auch als pädagogische Begleiter der Schüler während des Projekts und darüber hinaus zu gewinnen?

4 Thema und Ziele

Wie bereits in der Problembetrachtung verdeutlicht wurde, sind die Lebenswelten Jugendlicher stark durch die Verwendung digitaler Medien geprägt. Je nach Umfang und Intensität der Nutzung dieser multifunktionalen Geräte wird bzw. kann deren Gesundheit erheblich beeinträchtigt werden. Dementsprechend ist es wichtig, die Gewohnheiten dieser Zielgruppe dahingehend zu verändern, dass ihre gesundheitlichen Potenziale und Ressourcen erhalten und gestärkt werden, damit sie sich zu gesunden Erwachsenen entwickeln können. Das Projekt „OnLife – Gesundheitsförderung von Jugendlichen mit Fokus auf die Omnipräsenz digitaler Medien in deren Lebenswelten" soll nach dem Setting-Ansatz in den 7. Klassen einer Gesamtschule in Emmerich am Rhein durchgeführt werden. Hier geht es in erster Linie darum, sowohl die Schüler als auch deren Eltern und ggf. die Klassenlehrer für die gesundheitlichen Auswirkungen einer exzessiven Internetnutzung und die möglichen Gefahren durch das Chatten in sozialen Netzwerken aufzuklären, zu sensibilisieren und eine Verhaltensänderung in Bezug auf die Digitalisierung ihrer Lebenswelten zu bewirken.

Das Projekt besteht aus zwei Phasen während der Umsetzung in der Schule:

1. die Gewinnung von Informationen über gesundheitliche Auswirkung der Nutzung digitaler Medien, die Erforschung des eigenen Nutzungsverhaltens durch die Schüler
2. die Einschränkung des Mediengebrauchs mit Hilfe neu gewonnener Erkenntnisse bei einem gleichzeitigen Angebot gesundheitsbezogener Gemeinschaftsaktionen.

Dementsprechend lassen sich spezifische Ziele definieren, die im folgendem genauer erläutert werden.

4.1 Kurzfristige Ziele

Mit Abschluss der 1. Projektphase soll eine Verbesserung des Wissens bei Schülern, Eltern und Klassenlehrern über die Auswirkungen des Gebrauchs digitaler Medien erreicht werden, ebenso die Entwicklung eines Bewusstseins für die gesundheitlichen Effekte der Internetnutzung, insbesondere im Hinblick auf die Smartphone-Nutzung, da die mobilen Endgeräte überall jederzeit verfügbar sind und es den Jugendlichen ermöglichen, ohne Kontrolle von außen im Internet zu surfen und zu chatten.

Zudem verschafft dies den Schülern einen Überblick über ihr eigenes Nutzungsverhalten (z. B. Medienzeiten und -intensität).

4.2 Mittelfristige Ziele

Aus den kurzfristigen Zielen ergibt sich als Konsequenz die Einschränkung der Medienintensität, die Einhaltung festgelegter Medienzeiten und die Einführung handyfreier Zonen, z. B. in der Schule oder beim Essen. Nach Möglichkeit soll dies ohne Verbote, sondern durch Selbsterkenntnis und autonomer Entscheidung jedes Einzelnen erfolgen. Für die Erreichung dieses Ziels ist es wichtig, dass Eltern und Lehrer zunächst ihr eigenes Mediennutzungsverhalten kritisch hinterfragen und ggf. ändern um entsprechend mit gutem Beispiel voranzugehen. In Kombination mit dem Angebot sportlicher Freizeitaktivitäten soll die Stressbelastung, welche durch das ständige „online sein" und den Bewegungsmangel entsteht, zurückgehen. Dies führt zu mehr Ausgeglichenheit, einer verbesserten Konzentration und entsprechend höheren Leistungsfähigkeit in der Schule. Ein weiteres Ziel ist die Verbesserung der Kommunikation untereinander „face to face". Mit Hilfe dieser Maßnahmen haben die Schüler wieder mehr Zeit, miteinander zu reden.

Des Weiteren wird ein gewissenhafter, respektvoller und souveräner Umgang mit anderen Nutzern sozialer Netzwerke angestrebt, was durch die Aufklärung über die Gefahren beim Chatten erreicht werden kann. Dementsprechend soll die Gefahr von Cyber-Mobbing verringert werden (mittelfristig und langfristig).

4.3 Langfristige Ziele

Das langfristige Ziel dieser Maßnahme ist ein gesunder Umgang mit digitalen Medien auf Dauer, sowohl bei den Schülern als auch ihren Eltern.

Ferner ist nach erfolgreicher Durchführung durch mehr Bewegung mit dem Rückgang bereits vorhandener gesundheitlicher Belastungen wie z. B. Kopf-, Rücken- und Nackenschmerzen zu rechnen. Überdies ist mehr Bewegung wichtig für die Adipositas-Prävention.

Die Einschränkung des Mediengebrauchs schützt obendrein vor Internet- und Spielesucht.

4.4 „SMART"-Kriterien

Die genannten Ziele entsprechen den „SMART"-Kriterien. Das bedeutet, sie sind spezifisch, messbar, erreichbar, realistisch und zeitlich gebunden (Naidoo & Wills, 2010, S. 437). Im Einzelnen heißt das, die klar formulierten Ziele werden durch Evaluation in Form von quantitativen anonymisierten Fragebögen und qualitativen Interviews messbar gemacht. Zudem sind sie durch die Gliederung in kurz-, mittel- und langfristige Ziele realistisch und zeitgebunden. In Bezug auf die Erreichbarkeit sollte die Partizipation der Schüler sowie deren während des Projekts neu gewonnenen Erkenntnissen und nicht zuletzt das Ausgleichsangebot für mehr Bewegung eine entsprechende Motivation darstellen, so dass das gesteckte Ziel, ein gesunder Umgang mit digitalen Medien, insbesondere dem Smartphone, realistisch zu betrachten ist.

5 Gesundheitspolitische Relevanz

Die Medienpräsenz der Kinder- und Jugendgesundheit in Presse, Funk- und Fernsehen lässt auf ein beträchtliches gesamtgesellschaftliches und gesundheitspolitisches Interesse schließen. Nahezu täglich erscheinen Berichte über neue Studien und Erkenntnisse hinsichtlich der allgemeinen Gesundheit Jugendlicher sowie in Bezug auf deren Medienkonsum. Im öffentlichen Diskurs wird schon seit längerem über die Auswirkungen einer intensiven Mediennutzung auf die Entstehung von Übergewicht bzw. Adipositas und Korrelationen mit psychischen Effekten wie erhöhte Stressanfälligkeit, Schlafstörungen und andere Auffälligkeiten bei Kindern und Jugendlichen debattiert.

5.1 Thematisierung in der Öffentlichkeit

Derzeit wird der rasante Wandel der digitalen Medienwelten und deren Auswirkungen öffentlich kontrovers diskutiert. Befürworter betonen die Vorteile und Chancen der Internetnutzung, sie empfehlen z. B. die Verbreitung digitaler Medien in Schulen in Form von Smartboards, PCs und Laptops. Selbst für die ganz Kleinen werden bereits Tablets angepriesen (Spitzer, 2015, S.225 f). Unter dem Deckmantel der Medienkompetenzförderung werden hier sogar Bildungseinrichtungen mit Hard- und Software ausgestattet, welche teilweise durch die Politik gefördert wird (Weiner, 2011, S.1). Dies ist möglicherweise auf die starke Lobby der elektronischen Medienindustrie zurückzuführen (ebd.). Gewiss hält das Internet ein breites Informations- und Unterhaltungsangebot bereit und bietet somit viele Chancen. Dennoch gibt es Studien (s. S. 14, Abs. 6.2), die auf Gefahren hinweisen und gesundheitliche Risiken belegen. Auch die Sorgen, Ängste und Bedenken der Eltern und Lehrer, welche in verschiedenen Studien belegt sind, deuten auf einen überaus erhöhten Handlungsbedarf hin (Wagner et al., 2016, S. 9).

Die finanzielle Unterstützung und Förderung durch politische, staatliche und gemeinnützige Institutionen unterstreicht die Dringlichkeit von Studien und Projekten mit Fokus auf die „digital natives", wie die jugendlichen Mediennutzer heutzutage auch genannt werden. So unterstützt z. B. die Bundeszentrale für gesundheitliche Aufklärung (BZgA) zahlreiche Projekte, Studien und Initiativen u. a. zur Gesundheitsförderung und zum Schutz der Jugend. Beispielsweise gibt es hier ein neues Internetangebot (www.ins-netz-gehen.de), das helfen soll, Ängste abzubauen.

Es bietet Hilfe in Form von Ratgebern, Nutzungshinweisen, Flyern u. v. m. für Eltern, Kinder, Jugendliche sowie Multiplikatoren an (BZgA, 2015). Auch die KIGGS-Studie, die den Gesundheitszustand von Kindern und Jugendlichen erfasst, wird u. a. von der BZgA gefördert.

Neben den zahlreichen Studien, Projekten und Beratungsangeboten, welche die Signifikanz des Themas unterstreichen, enthält das Jugendschutzgesetz Regelungen zum Schutz Jugendlicher vor bestimmten Medieninhalten (JuSchG, 2016).

5.2 Jugendschutz und Politik

Das Jugendschutzgesetz ist der rasanten Entwicklung der digitalen Medienwelt noch nicht im vollen Umfang angepasst, was sich möglicherweise als sehr schwierig erweist (JuSchG & JMStV, 2016). Dort ist u. a. festgelegt, ab welchem Alter die Heranwachsenden bestimmte Trägermedien benutzen dürfen. Diese werden nach der Schwere der Beeinträchtigung junger Menschen differenziert und vom zuständigem Prüfungsausschuss in bestimmte Altersstufen eingeteilt (I-Kiz). Hier geht es hauptsächlich um jugendgefährdende Inhalte, wie z. B. gewaltverherrlichende, angstauslösende Filme (auch Kinofilme und Werbung) oder Videospiele sowie ethisch desorientierende Angebote (JuSchG, 2016, §12-15).

In der Praxis ist dies oftmals schwer zu kontrollieren, denn viele dieser Filme, Darstellungen, Videospiel- „Let's plays" sind jederzeit im Internet abrufbar (z. B via YouTube), dementsprechend bietet eine Altersbeschränkung keinen 100%igen Schutz vor schädigenden Einflüssen. Im JSchG wird zwischen Träger-(Offline-) und Telemedien (Onlinemedien) unterschieden. Handys und Computer gelten als Telemedien. Regelungen dazu sind im Jugendmedienschutz-Staatsvertrag der Länder festgehalten (JMStV, 2016). Inhalte auf Träger- und Telemedien, welche die eigenverantwortliche und gemeinschaftsfähige Persönlichkeitsentwicklung Jugendlicher gefährden, werden von der Bundesprüfstelle für jugendgefährdende Medien (BPjM) in die Liste der jugendgefährdenden Medien aufgenommen (JuSchG, 2016, §18). Zudem müssen sich Telemedienanbieter verpflichten (Anbieterverpflichtung), Heranwachsende durch die Vorschaltung bzw. Zwischenschaltung von Jugendschutzprogrammen vor „jugendgefährdenden Inhalten" zu schützen (JMStV, 2016, §11). Um Jugendschutzprogramme immer wieder den rasanten Veränderungen der Medienwelt anzupassen, weiterzuentwickeln und die Verbreitung zu forcieren, kooperieren

Bund, Länder und Wirtschaft in der Initiative „sicher online gehen" miteinander (BMFSFJ, 2016).

Geprüft werden diese Schutzprogramme durch die Kommission für Jugendmedienschutz (LVR) (JMStV, 2016, §14-17). Zudem ist die KJM an die im Jahre 2012 eingerichtete Jugendschutzstelle aller Länder „jugendschutz.net" organisatorisch gebunden. Initiator ist die oberste Landesbehörde und finanziert wird diese Anlaufstelle gemeinsam von den Landesmedienanstalten sowie den Ländern (JMStV, 2016, §16). Das Kompetenzzentrum im Internet überprüft Angebote von Telemedien, meldet Verstöße gegen gesetzliche Bestimmungen und bietet Informations-, Beratungs- und Schulungsangebote für Verbraucher an (ebd.).

Auch die damalige Bundesfamilienministerin Kristina Schröder ist in die richtige Richtung gegangen. Mit der Entwicklung und dem Aufbau des Zentrums für Kinderschutz im Internet (I-KiZ) hat sie den Nerv der Zeit getroffen (I-KiZ, 2013). Das I-KiZ arbeitet eng mit Unternehmen der Internetbranche wie z. B Google, Facebook, aber auch Mobilfunkanbietern und Fernsehsendern zusammen. Hier gibt es Beratungsangebote und Hilfe bei Problemen sowohl für Eltern als auch Kinder bzw. Jugendliche (ebd.). Augenscheinlich hat es seit 2012 einige Neuerungen seitens der Politik gegeben, um Jugendschutz zeitmäßig zu gestalten, dennoch scheint dies nicht auszureichen, da es bei Erwachsenen noch immer große Unsicherheiten gibt (Wagner et al., 2016, S.9).

6 Stand der Forschung und Entwicklung in der Praxis

Zunächst wird der theoretische Hintergrund dieses Projektes beleuchtet und Begriffe aus dieser Thematik erklärt bzw. definiert. Darüber hinaus werden nachfolgend einige Studien, welche sich mit dem Themenschwerpunkt Kinder-und Jugendgesundheit und digitale Medien-Nutzung befassen, näher betrachtet.

6.1 Begriffsbestimmung

Da es in diesem Projekt um die Gesundheitsförderung nach dem Setting-Ansatz geht, werden diese beiden Begriffe nachfolgend erklärt. Ferner wird der Ansatz der Gesundheitsaufklärung und Gesundheitserziehung sowie das Transtheoretische Modell erläutert, welche den theoretischen Background dieser Interventionsmaßnahme bilden.

6.1.1 Gesundheitsförderung und Setting-Ansatz

„Gesundheitsförderung ist nach dem Verständnis der WHO ein Konzept, das bei der Analyse und Stärkung der Gesundheitsressourcen und -potenziale der Menschen und auf allen gesellschaftlichen Ebenen ansetzt" (Kaba-Schönstein, 2003, S. 73).

Die Ottawa-Charta entwickelte 1986 fünf Handlungsfelder (das Mehrebenenmodell) und drei Handlungsstrategien zur Gesundheitsförderung:

1. Anwaltschaft für Gesundheit
2. Befähigen und ermöglichen
3. Vermitteln und vernetzen (Kaba-Schönstein, 2003, S. 73 ff).

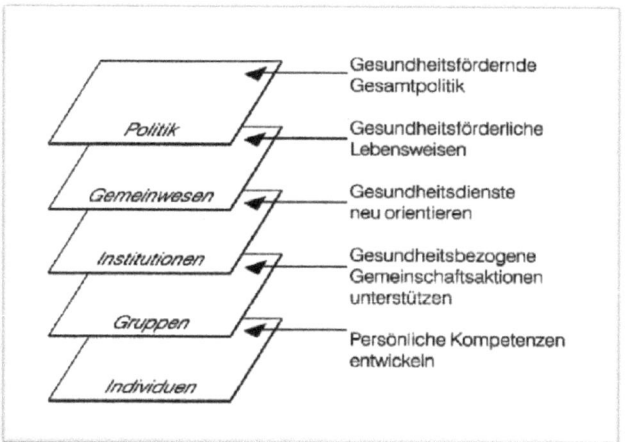

Abbildung 1: Das Mehrebenenmodell mit den fünf Handlungsfeldern der Gesundheitsförderung (entnommen aus: Leitbegriffe der Gesundheitsförderung, 2003, S. 75)

Bezeichnend für die Konzeption der Gesundheitsförderung ist die Orientierung an den salutogenetischen Perspektiven. Nach dem Modell der Salutogenese (Antonovsky) sollen die Ressourcen und Potenziale erhalten und gestärkt werden, um die Gesundheitsrisiken zu reduzieren (ebd., S. 198 f).

Im Setting-Ansatz setzt Gesundheitsförderung in den jeweiligen Lebenswelten der Menschen an. So soll eine bessere Erreichbarkeit der Zielgruppe, eine Aktivierung sowie eine Stärkung der Ressourcen und eine Verringerung von Gesundheitsrisiken erreicht werden (Naidoo & Wills, 2010, S. 310).

Es gibt verschiedene Ansätze, Modelle und Theorien aus der Gesundheitsförderung und Gesundheitspsychologie, welche bei der Planung und Durchführung des Projekts sachdienlich sind.

6.1.2 Der Ansatz der Gesundheitsaufklärung und Gesundheitserziehung

Der Ansatz der Gesundheitsaufklärung und Gesundheitserziehung unterstützt besonders im Setting Schule die autonome Entscheidungsfähigkeit der Schüler, indem Wissen vermittelt wird, welches für ein gesundes Verhalten und entsprechende Einstellungen notwendig ist (Naidoo & Wills, 2010, S. 110). Dieser Ansatz beruht auf der Annahme, dass ein verbessertes Verständnis über bestimmte gesundheitsrelevante

Tatsachen zunächst die Einstellung ändert und folglich zu einer Verhaltensänderung führt (ebd.). Dieser Ansatz stellt eine wesentliche Voraussetzung für die Erreichung der festgelegten Projektziele dar (s. S. 4 f).

6.1.3 Das Transtheoretische Modell

Ein weiteres geeignetes Modell hinsichtlich einer Verhaltensänderung ist das Transtheoretische Modell. Als Umrahmung für die Durchführung des Projekts kommt das Transtheoretische Modell zum Tragen. Dies ist ein Modell der Verhaltensänderung, welches aus 6 Stufen besteht (Knoll, Scholz & Rieckmann, 2013, S. 53 f).

1. Präkontemplation:

   Dieses Stadium beschreibt die Ausgangssituation der Zielgruppe des Projekts. Es ist davon auszugehen, dass sich die Schüler nicht über die Intensität und Folgen ihres Mediengebrauchs im Klaren sind bzw. sich bisher keine Gedanken dazu gemacht haben.

2. Kontemplation:

   Diese Stufe beschreibt die Überlegung und Abwägung, eine bestimmte Veränderungsmaßnahme durchzuführen (Knoll et al., 2013, S. 53). Dieses Stadium sollte nach Abschluss der ersten Durchführungsphase des Projekts eintreten. Danach haben sich die Schüler näher mit der Thematik auseinandergesetzt, sich einen Überblick über ihr eigenes Verhalten verschafft und etwas mehr über die Auswirkungen der Mediennutzung erfahren. Dies sollte sie ggf. zu der Einsicht führen eine Verhaltensänderung anzustreben.

3. Vorbereitung:

   Wenn sich die Jugendlichen aufgrund ihrer neu gewonnenen Erkenntnisse für eine Verhaltensänderung entschieden haben, werden sie dieser Phase zugeordnet.

4. Handlung:

   Die Ziele der Interventionsmaßnahme stehen fest, in diesem Stadium geht es um die Umsetzung der Strategien zur Verhaltensänderung, d. h. die Umsetzung der 2. Projektphase in der Schule.

5. Aufrechterhaltung:

   Diese Stufe tritt nach dem Erreichen der Veränderung ein, folglich gegen Ende des Projekts. Hier geht es um die Stabilisation des neuen Verhaltens.

6. Termination:

Von dieser Phase ist erst nach einem längeren Zeitraum die Rede, wenn die Verhaltensänderung ohne Probleme über eine längere Zeitspanne vollzogen und in Gewohnheit übergegangen ist.

6.2 Empirische Forschung

Wie bereits erwähnt, gibt es zahlreiche Studien, die sich mit der Untersuchung der betroffenen Bevölkerungsgruppe in Bezug auf Korrelationen zwischen dem Mediengebrauch und gesundheitlichen Belastungen sowie die Häufung von Risikofaktoren für die Entstehung bestimmter Krankheiten befasst haben. Aus der Vielzahl der veröffentlichten Forschungsprojekte werden nachfolgend zwei aktuelle Studien vorgestellt.

6.2.1 Studie zur Gesundheit von Kindern und Jugendlichen in Deutschland

Die „Studie zur Gesundheit von Kindern und Jugendlichen in Deutschland" (KIGGS) wird bereits seit 2003 (Basiserhebung) als Längs- und Querschnittstudie, in mehreren sogenannten „Wellen", vom Robert Koch-Institut (RKI) durchgeführt. Sie ist Bestandteil des RKI Gesundheitsmonitorings (Manz, Schlack, Poethko-Müller, Mensink, Finger & Lampert, 2014, S. 840 f). Die letzte Veröffentlichung der Forschungsergebnisse aus der KIGGS Welle 1 (2009-2012) erfolgte im Jahr 2014. Mit Hilfe telefonischer Interviews wurden eine neue repräsentative Querschnittstichprobe und ehemalige Teilnehmer der Basiserhebung befragt (ebd.). Neben Parametern wie dem allgemeinen Gesundheitszustand, der gesundheitsbezogenen Lebensqualität und dem sozioökonomischen Status wurden u. a. die körperlich-sportliche Aktivität sowie die Nutzung digitaler Medien erhoben. Daraus geht hervor, dass eine körperlich und sportliche Inaktivität deutlich mit der Bildschirmmediennutzung korreliert (Manz et al., 2014, S. 840). Die Ergebnisse in Bezug auf die körperliche Aktivität zeigen, dass nur 27,5% der Befragten die Empfehlungen der WHO, täglich 60 Minuten aktiv zu sein, erfüllen (Manz et al., 2014, S. 844). Dies steht im Zusammenhang mit der Mediennutzungsdauer, denn eine hohe Nutzungsdauer geht mit geringer körperlicher und sportlicher Aktivität einher (ebd.). So wird deutlich, dass insgesamt 33,8% der 11 bis 17-Jährigen mindestens 2 Stunden täglich mit elektronischen Medien verbringen. Der Anteil der Handynutzung liegt bei 17,3% und die Internet- und Computernutzung bei 26,7% (RKI, 2015, S. 3). Jedoch zeigen sich signifikante Unterschiede in Bezug auf den Sozialstatus der Jugendlichen. Je niedriger der Sozialstatus ist, desto mehr Zeit verbringen die Probanden mit elektronischen Medien. Ebenso wurde festgestellt, dass Mädchen häufiger das Handy und Jungen eher Spielekonsolen und andere Bildschirmmedien intensiv nutzen.

Darüber hinaus steigt mit zunehmendem Alter auch die Mediennutzungszeit (ebd.). Jedoch ist die Internetnutzung über Smartphones im Rahmen dieser Erhebung nicht erfasst worden, was andernfalls möglicherweise noch höhere Nutzungszeiten gezeigt hätte. Die Datenerhebung der KIGGS-Welle 2 wird bereits seit September 2014 fortgesetzt und läuft bis 2017. Hier werden Daten mittels Befragungen und Untersuchungen erhoben. Es ist davon auszugehen, dass sich die Nutzungsdaten aufgrund der rasanten Veränderungen der digitalen Medienwelt in dieser Studie nochmals erhöhen.

6.2.2 Studie „Jugend 3.0 - abgetaucht nach Digitalien "

An dieser Stelle sei auch die Studie „Jugend 3.0 – abgetaucht nach Digitalien" genannt. Diese wurde vom Meinungsforschungsinstitut Forsa im Auftrag der Techniker Krankenkasse (TK) durchgeführt (Hornbrecher & Baron, 2014, S. 22). In der repräsentativen Querschnittstudie wurden Eltern von 12- bis 17-Jährigen zum Mediennutzungsverhalten ihrer Kinder, mittels computergestützter Telefoninterviews quantitativ befragt (ebd.). Dabei stellte sich heraus, dass nicht nur 79% der Kinder über ein eigenes Smartphone verfügen, sondern zudem 64% einen eigenen Laptop oder Computer, 57% eine Spielekonsole und 21% einen Tablet-PC besitzen (Hornbrecher & Baron, 2014, S. 7). Auch diese Studie belegt eine Assoziation zwischen körperlicher Aktivität und Mediennutzungszeiten (Hornbrecher & Baron, 2014, S. 5 f). Betrachtet man allein die Daten hinsichtlich der Internetnutzung so fällt auf, dass 21% der Jungen und 22% der Mädchen über 1 bis 2 Stunden mit chatten, skypen oder surfen verbringen. Mehr als 2 Stunden halten sich noch 16% der Jungen und 14% der Mädchen im Internet auf (ebd.). Eltern beklagen einen hohen Onlinekonsum und machen sich Sorgen hinsichtlich der Online-Aktivitäten ihrer Kinder, u. a. in sozialen Netzwerken (Hornbrecher & Baron, 2014, S. 10). Die Befragung zeigt, dass bereits 83% der Jugendlichen mit Freunden chatten (z. B. über Whats App), 80% schauen Videos (z. B. You Tube), 76% hören Musik, 55% nutzen soziale Netzwerke wie Facebook und 51% spielen Online-Games. Trotz der Ängste vieler Eltern gibt es nur bei 60% der Familien Absprachen über die Internetnutzungsdauer (Hornbrecher & Baron, 2014, S. 11 f). Ein Grund dafür ist möglicherweise die Entstehung von Konflikten und Reibereien in der Familie durch die Kontrolle der Internetaktivitäten der Jugendlichen durch ihre Eltern (Hornbrecher & Baron, 2014, S. 16). Demzufolge wehren sich 40% der Kinder gegen die Einschränkungen.

Nahezu drei von zehn Jugendlichen sind gänzlich unkontrolliert im Netz unterwegs (Hornbrecher & Baron, 2014, S.11). Ferner führt die Omnipräsenz der Smartphones häufig zu Auseinandersetzungen, hinsichtlich der Mahlzeiteneinnahme wird dies besonders deutlich. 20% der Eltern berichten von einer expliziten Ablenkung durch das Smartphone (& Co) während des Essens (Hornbrecher & Baron, 2014, S. 18). Die Ergebnisse machen deutlich, dass die Jugendlichen einen Großteil ihrer Freizeit mit digitalen Medien verbringen, was folglich zu gesundheitlichen Belastungen führen kann (Hornbrecher & Baron, 2014, S.19). Besonders bei Extremsurfern sind die Auswirkungen signifikant. Dementsprechend klagen 26% über Kopfschmerzen, fühlen sich erschöpft und müde, 31% haben Konzentrationsprobleme, 19% fühlen sich gestresst. Auch von Rückenschmerzen und Schlafproblemen wird berichtet, was mit dem o. g. Bewegungsmangel einhergeht (ebd.). Auch die Gefahr von Online-Abhängigkeit scheint bei 13% der Kinder- und Jugendlichen explizit erhöht zu sein (Hornbrecher & Baron, 2014, S. 21).

Die Fakten und Zahlen dieser Studie legen einen erhöhten Handlungsbedarf nahe und deuten auf die Signifikanz der Entwicklung und Verbesserung einer Medienkompetenz der Jugend und deren Eltern hin.

6.3 Best Practice Projekte

Nachstehend werden zwei beispielhafte Best Practice Projekte beschrieben, die bezeichnend für den Ansatz der Gesundheitsaufklärung und Gesundheitserziehung sind.

6.3.1 Projekt „Check the web"

Zum einen ist hier das Projekt „Check the web" zu nennen. Es befasst sich mit der Förderung der Internetkompetenz Jugendlicher sowie um die Auseinandersetzung mit der mannigfaltigen Thematik des Jugendmedienschutzes (BMFSFJ, 2016). Das Besondere an diesem Projekt ist die Kommunikation auf Augenhöhe mit den Jugendlichen, welche auch in der vorliegenden Projektarbeit angestrebt wird. Durch Vermittlung von Wissen über Chancen und Risiken der Internetnutzung soll die Medienkompetenz der Jugendlichen gestärkt werden (ebd.). So können die Schüler an medienpädagogischen Tagen im Setting Schule ihr eigenes Nutzungsverhalten reflektieren und werden entsprechend für mögliche Gefährdungen sensibilisiert (BMFSFJ, 2016).

Dieses Projekt ist in fünf Themengruppen gegliedert:

1. Das digitale Ich
2. Download for free !?
3. Cybermobbing
4. Angelockt und abgezockt
5. Gefangen im Netz

Hier werden alle wichtigen Themen in Bezug auf die Nutzung digitaler Medien abgehandelt.

6.3.2 Präventionstheater „Lauffeuer"

Ein weiteres erwähnenswertes Projekt ist das Präventionstheater „Lauffeuer", welches sich gezielt dem Thema Cybermobbing und neue Medien widmet (BMFSFJ, 2016).

Hierbei handelt es sich um ein Theaterstück, das in Schulen aufgeführt wird und die Schüler, Eltern und Lehrer für die Problematik sensibilisieren soll. Das Projekt bietet keine Lösungsvorschläge kann aber durch entsprechende Module vor- und aufbereitet werden. In diesem Theaterstück geht es um eine Situation, die auch im realen Leben eintreten und durch die Möglichkeiten und Schnelligkeit der neuen Kommunikationsmittel besonders fatal enden kann (ebd.).

7 Einschätzung der Realisierbarkeit und Strategien zur Akzeptanzsicherung

Da es bereits Gespräche mit Eltern und Lehrern der betroffenen Schüler gab und diese ein eminentes Interesse an diesem Projekt zum Ausdruck brachten, ist davon auszugehen, dass dieses Projekt gute Chancen auf Umsetzung hat. Besonders die Realisierung des ersten Teils der Durchführung, der gesundheitsförderliche Ansatz zur Informationsgewinnung und Gesundheitsaufklärung ist für die Schüler, Lehrer sowie Eltern interessant, aufschlussreich und entsprechend realistisch einzuschätzen. Denn die Informationsbeschaffung findet während des fortlaufenden Unterrichts statt, was auch den Schülern entgegenkommen sollte. Zudem ist geeignetes Fachpersonal sowie passende Räumlichkeiten und Arbeitsgeräte bereits vorhanden. Folglich entstehen, zumindest in dieser Projektphase, keine hohen Zusatzkosten. Die zweite Phase der Durchführung könnte sich unter Umständen als schwierig erweisen.

Wenn die Jugendlichen trotz der neu gewonnenen Erkenntnisse über Gefahren und Risiken sowie über ihr eigenes Nutzungsverhalten in „Digitalien" keine Verhaltensänderung für nötig erachten. Durch das vielseitige Angebot von Arbeitsgemeinschaften und Workshops als Bestandteil des Projekts, soll eine Alternative zum Gebrauch digitaler Medien in der Freizeit dargeboten werden. Dies führt automatisch zu einer erhöhten körperlichen Aktivität und gleichzeitig verbessert dies die Kommunikation untereinander. Ein Nebeneffekt ist, dass die Schüler dann ohnehin weniger Zeit für neue Medien haben und deren Gebrauch entsprechend einschränken. Die Kosten für diesen Teil des Projekts sollten ebenso gering ausfallen, da für die Gemeinschaftsaktivitäten verschiedene Organisationen beauftragt werden. Vereine bieten i. d. R. eine bestimmte Anzahl von Trainingseinheiten kostenlos im Rahmen von „Schnupperstunden" an, um neue Mitglieder zu werben. Des Weiteren werden ehrenamtliche Helfer eingebunden.

8 Durchführung

Nachfolgend werden die einzelnen Schritte der Durchführung des Projekts beschrieben und in Arbeitspakete (AP) eingeteilt. Da es sich in dieser Arbeit um ein sehr umfangreich und komplexes Projekt handelt, werden in erster Linie nur die Maßnahmen zur Erreichung der kurz- und mittelfristigen Ziele (s. S. 6) detailliert erläutert.

8.1 Planung und Initialisierung

Zunächst erfolgt eine Kontaktaufnahme mit der Schulleitung, um diese über das geplante Projektvorhaben zu informieren und für die Bereitstellung bestehender Ressourcen wie z. B. Computerräume, Smartbords, Computer, Internetzugänge sowie dafür notwendiger Materialien zu gewinnen. Darüber hinaus wird der Personalbedarf besprochen, bevor anschließend das Projektteam zusammengestellt wird. Dazu werden Gespräche mit den vorgesehenen Teammitgliedern stattfinden (AP 1). Zum Team gehört der Projektleiter, welcher neben der Erfüllung verschiedener Aufgaben vor allem die Verantwortung während des gesamten Projekts trägt. Außerdem sind die Klassenlehrer der teilnehmenden Schulklassen mit einzubeziehen, da sie mit den Schülern vertraut sind und das Projekt z. T. fachübergreifend gestaltet wird. Auch ein Informatik-Lehrer ist wegen seiner Fachkenntnisse der Hard- und Software im IT-Raum mit einzubinden. Des Weiteren ist es sinnvoll einen externen Medienreferenten, z. B. von der Landesanstalt für Medien NRW (LfM NRW), zu kontaktieren. Die LfM NRW beteiligt sich seit mehreren Jahren an verschiedenen Projekten mit dem Schwerpunkt der Medienkompetenzförderung von Kindern und Jugendlichen, bildet zu diesem Zweck Medienreferenten aus, die mit der vorliegenden Problematik im Allgemeinen vertraut sind (LfM NRW, 2016). Dementsprechend kann ein Medienreferent bei der Planung und Durchführung einzelner Maßnahmen von besonderem Nutzen sein. Ferner müssen Gespräche mit einem ortsansässigen Fußball-Verein, einer Tanzschule sowie einer Köchin bzw. Ernährungsberaterin geführt werden, um die für einen späteren Zeitraum geplanten AG's durchführen zu können (AP 2). Die Raum-, Material- und Aufgabenplanung ist vom Projektteam zu erarbeiten. In dieser Phase werden die Leistungsanforderungen und Ziele jedes einzelnen Teammitglieds festgelegt, die weitere Vorgehensweise besprochen und Fragen z. B. zur Gestaltung der Unterrichtseinheiten, zur Informationsbeschaffung der Schüler im Internet sowie den benötigten Unterrichtsmaterialien erörtert (AP 3).

Wenn die Rahmenbedingungen feststehen, kann das Projekt beginnen. Zu diesem Zweck findet eine Kick-off-Veranstaltung statt, um alle Beteiligten über die nun folgenden Abläufe in Kenntnis zu setzen. Des Weiteren muss ein Elternbrief verfasst werden, welcher diese über die geplanten Maßnahmen eingehend informiert (AP 4).

8.2 Durchführung Teil 1

Um einen guten Einstieg in die Thematik zu finden, ist es hilfreich den Sachverhalt zunächst zu visualisieren. Denkbar ist dies in Form eines Filmes oder einer Foto-Story. Diese Maßnahme weckt das Interesse der Schüler für dieses Projekt, gibt einen ersten Einblick und regt Diskussionen zu diesem Thema an. Im Anschluss daran sollen die Schüler während des fortlaufenden Unterrichts ihr eigenes Mediennutzungs-Verhalten erforschen und den Ist-Zustand ermitteln. Dazu werden sie kleine Fragebögen in Bezug auf ihr jeweiliges Internet- bzw. Smartphone-Nutzungsverhalten anonym beantworten. Nachfolgend werden die Antworten gemeinsam mit dem Klassenlehrer zusammengetragen und im Klassenverband ausgewertet.

Infolgedessen kann eine Diskussionsrunde dazu beitragen, das Verhalten der Jugendlichen kritisch zu reflektieren. Als weiterer Schritt zur Sensibilisierung für dieses Thema soll das Führen eines Medien-Nutzungsprotokolls über das erste Wochenende dienen. Diese Maßnahme wird den Schülern zusätzlich einen Überblick über ihr Nutzungsverhalten bieten und möglicherweise durch das Aufschreiben jeder einzelnen Medienaktivität für Überraschungen sorgen. Auch dieses wird im Klassenverband ausgewertet. Anschließend werden Fragebögen und Protokolle eingesammelt und vom Projektleiter für die Erleichterung der Abschlussevaluation (Ergebnisevaluation) analysiert und statistisch ausgewertet (AP 5). Um die Medienkompetenz der Schüler zu stärken, werden sie mit Hilfe des externen Medienreferenten sowie des Informatik-Lehrers auf dafür vorgesehenen Internetseiten wie z. B. www.ins-netz-gehen.de eine Selbstrecherche über mögliche Folgen exzessiver Internetnutzung durchführen. Hier sollen die Schüler in kleinen Gruppen verschiedene Module wie z. B. „social media", „immer Online" und „Jugend 3.0" (Studie) bearbeiten (AP 6). Unterrichtsmaterialien sind u. a. auf der Internetseite www.klicksafe.de zu finden. Die Recherche-Ergebnisse sollen dann auf Postern zusammengefasst (AP 7) und später während einer Informationsveranstaltung für die Eltern, durch die Schüler präsentiert werden.

Ziel dieser Veranstaltung ist die Aufklärung der Eltern über mögliche Auswirkungen und ggf. gesundheitliche Risiken eines übermäßigen Mediengebrauchs, sowie eine Eigenreflexion hinsichtlich dieser Problematik. Zudem ist es sinnvoll, wenn der Medienreferent den Eltern bei dieser Gelegenheit einige ergänzende Hinweise zum richtigen Umgang mit Medien und Tipps über weitere Informationsbeschaffung und Ratgeber im Internet, z. B. die Initiative „Schau hin! Was Dein Kind macht" oder „Gutes Aufwachsen mit Medien" geben kann (BfFSFJ, 2013).

Damit möglichst viele Eltern zu diesem Termin erscheinen, ist es notwendig, rechtzeitig einen Elternbrief mit der Einladung zu verschicken (AP 8).

8.3 Durchführung Teil 2

Nach erfolgreicher Eigenrecherche und den nun gewonnenen Erkenntnissen über das eigene Nutzungsverhalten und mögliche Auswirkungen eines unangemessenen Medien-Gebrauchs auf die Gesundheit, sollen die Schüler durch Einsicht ihren täglichen Mediengebrauch insbesondere in Bezug auf mobile Endgeräte einschränken. Initiiert wird diese Maßnahme durch Gespräche im Unterricht, einer weiteren Reflexion der dazugewonnenen Informationen und Anregungen der Lehrer für die Umsetzung. Zudem ist es hilfreich, wenn die Schüler gemeinsam Ideen für ihre Freizeitgestaltung erarbeiten, damit sie die handyfreie Zeit nicht als Langeweile, sondern als zusätzlichen Gewinn an neuen Möglichkeiten und Aktivitäten erleben.

Für die Einschränkung der Nutzungsdauer könnten sich die Schüler beispielsweise dazu entschließen, ihre Smartphones, wenn möglich, nicht mit in die Schule zu nehmen, sie während der Mahlzeiten-Einnahme, des Lernens und der Hausaufgabenbewältigung auszuschalten und abends weniger zu chatten, zu surfen oder zu spielen. Die Einführung fester Internet-Nutzungszeiten ist dabei hilfreich. Neben der temporären Begrenzung sollen sich die Schüler auch um eine gezielte Auswahl sinnvoller Inhalte beim Internet-Surfen bemühen (AP 9). Als zusätzliche Motivation für die Einschränkung des Mediengebrauchs werden Alternativen zur Freizeitgestaltung in Form von AG's angeboten wie z. B. tanzen, Fußball spielen oder kochen. Dazu stehen schulinterne Räumlichkeiten wie die Turnhalle, die Schulküche und der Sportplatz zur Verfügung (AP 10). Vor Projektabschluss ist ein Grillfest mit einem Fußballturnier und Tanzauftritten geplant, welches allein durch die Schüler bzw. AG-Teilnehmer organisiert wird (AP 11).

8.4 Evaluation und Abschluss

Um den Erfolg des Projekts zu überprüfen, findet eine Abschlussbefragung mittels anonymisierter, standardisierter Fragebögen statt, welche sowohl den Schülern als auch den Eltern zur Beantwortung vorgelegt werden (AP12). Die somit gewonnenen Daten werden ausgewertet, die Erreichung der geplanten Projektziele überprüft (AP 13). Das Thema Evaluation wird auf S. 27 etwas ausführlicher dargestellt.

Abschließend verfasst der Projektleiter einen Abschlussbericht (AP 14).

9 Zeitplanung

Unter Berücksichtigung der Schulferien soll das Projekt mit Beginn des Schuljahres 2017/18 anfangen und am Ende des Schuljahres abgeschlossen sein. Die folgende Abbildung verdeutlicht den detaillierten zeitlichen Ablauf der geplanten Projekt-Maßnahmen. Zudem befindet sich auf der darauffolgenden Seite ein Balkendiagramm, um den geplanten chronologischen Hergang der Interventions-Maßnahmen zu visualisieren.

Arbeitspaket	Aufgaben	Anfang	Ende	Dauer in Tagen
1	Kontaktgespräche	04.09.2017	15.09.2017	12
2	Teamzusammenstellung	18.09.2017	18.09.2017	1
3	Aufgabenplanung, Material-, Raum-planung	18.09.2017	13.10.2017	26
4	Kick-off	16.10.2017	16.10.2017	1
5	Einstieg in das Thema, Fragebögen beantworten, auswerten	06.11.2017	15.12.2017	40
6	Internetrecherche	08.01.2018	16.02.2018	40
7	Poster-Erstellung	19.02.2018	09.03.2018	19
8	Poster-Präsentation	16.03.2018	16.03.2018	1
9	Einschränkung der Medienzeiten	09.04.2018	13.07.2018	96
10	Angebot von AG's	09.04.2018	29.06.2018	82
11	Organisation Abschlussfest	28.05.2018	06.07.2018	40
12	Evaluation	09.07.2018	13.07.2018	5
13	Auswertung	16.07.2018	27.07.2018	12
14	Abschlussbericht	30.07.2018	17.08.2018	19

Abbildung 2: Zeitplanung, tabellarisch

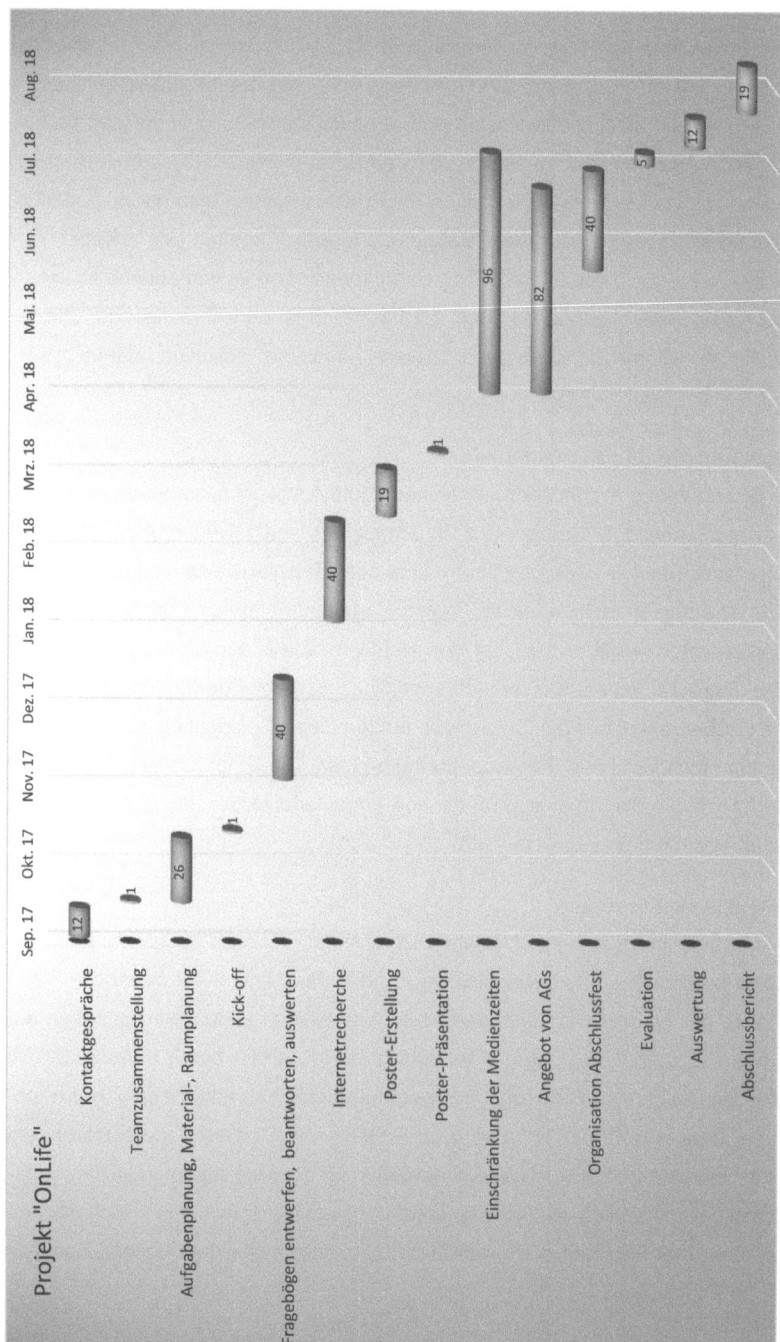

Abbildung 3: Zeitplanung in Tagen, graphisch

28

10 Finanzierung

Um eine Projektidee wie diese zu verwirklichen, ist es notwendig, das Projektbudget zu ermitteln. Mit der Erstellung eines Kosten- und Finanzplans erhält man einen Überblick über alle anfallenden Kosten und die zur Finanzierung benötigten und zu beantragenden Finanzmittel. Begonnen wird zunächst mit einer Ressourcenplanung. Da dieses Projekt unterrichtsbegleitend in der ortsansässigen Gesamtschule stattfinden soll und diese als Träger dieser Maßnahme fungiert, ergeben sich mehrere Vorteile in Bezug auf die Finanzierung. Zum einen können bereits vorhandene Ressourcen und Kompetenzen genutzt werden, zum anderen ist es wahrscheinlich, öffentliche Gelder zu bekommen, wenn sie durch eine öffentliche Institution beantragt werden.

10.1 Ressourcen und Kompetenzen

Für die Durchführung der Projektmaßnahmen können sowohl bestehende Räumlichkeiten als auch benötigte Geräte wie z. B. Computer genutzt werden. Auch personelle Kompetenzen und Ressourcen sind vorhanden. Beispielsweise werden die Klassenlehrer sowie Informatik-Lehrer im Projekt eingebunden, da sie über entsprechende Qualifikationen verfügen und mit den Schülern sowie der Problematik vertraut sind. Für die geplanten AG's stehen ehrenamtliche Helfer zur Verfügung. Der ortsansässige Fußballverein und die Tanzschule nutzen diese Gelegenheit zu Werbezwecken in der Hoffnung, neue Mitglieder zu bekommen. Die Ernährungsberaterin, welche die Kochkurse durchführen wird, ist eine engagierte Mutter, die sich an diesem Projekt ehrenamtlich beteiligen möchte.

10.2 Finanzielle Förderung

Um das Projekt im folgenden Schuljahr zu realisieren, müssen nötige Fördergelder rechtzeitig beantragt werden. Beispielsweise stellt das Land NRW finanzielle Mittel für Projekte der Kinder- und Jugendarbeit in kommunalen Bildungslandschaften auf Grundlage des Kinder-und Jugendförderplans (KJFP NRW) bereit (MfKJS, 2016). Hier werden Aufgaben, Ziele und Schwerpunkte der Projektförderung exakt beschrieben. Daraus geht hervor, dass u. a. Projekte zur Medienkompetenzförderung unterstützt werden. Im KJFP NRW wird die Stärkung der Medienkompetenz als wichtige Schlüsselqualifikation bezeichnet, welche sowohl im gesamtgesellschaftlichen Kontext sowie mit Blick auf die beruflichen Zukunftschancen der Jugendlichen von zentraler Bedeutung ist (ebd.). Die Beantragung dieser Mittel muss bis Ende des Jahres 2016 erfolgt sein.

Falls keine Fördermittel aus dem Jugendförderplan bewilligt werden, besteht die Möglichkeit, einen Zuschuss des Landesverbandes Rheinland (MfKJS) zu bekommen, diesen gibt es nur als Ergänzungsförderung, falls keine weiteren Fördermittel von Bund, Ländern oder der EU verfügbar sind. Der LVR fördert ebenfalls Jugendprojekte, welche sich mit der vorliegenden Thematik (Medienkompetenz) auseinandersetzen (LVR-Landesjugendamt Rheinland, 2016). Des Weiteren kann mit finanzieller Unterstützung des Fördervereins der Schule sowie der Jugendstiftung der Stadtsparkasse Emmerich-Rees, welche als offizieller Sponsor der Schule agiert, gerechnet werden.

10.3 Kosten- und Finanzplan

Auf Basis eines detaillierten Kostenplans, welcher sich im Anhang befindet, wurde die folgende Kosten-und Finanzplanung erstellt.

Kostengruppe	Kosten		
Direkte Kosten			
Personalkosten	3.378,00 €		
Sachkosten	500,00 €		
Indirekte Kosten			
Personalkosten	3.923,00 €		
Betriebskosten	300,00 €		
Gesamtkosten	8.101,00 €		
Finanzierung			
Eigenanteil des Trägers			
Indirekte Kosten	4.223,00 €		
Fördermittel		beantragt	bewilligt
Land NRW	3.200,00 €		
Landesverband Rheinland			
Jugendstiftung der Stadtsparkasse Emmerich-Rees	300,00 €		
Förderverein der Schule	378,00 €		
Summe	8.101,00 €		

Abbildung 4: Kosten- und Finanzplan, tabellarisch

11 Evaluation

Um die Wirksamkeit der Projektmaßnahmen und die Erreichung der vorab festgelegten Ziele zu überprüfen und auszuwerten ist eine systematische Sammlung und Analyse entsprechender Daten unabdingbar. Demzufolge ist für dieses Projekt die
Durchführung einer Mischform der Evaluation geplant, bestehend aus einer summa-
tiven sowie, um den Projekterfolg zu gewährleisten, einer formativen Evaluation.

Für die Ergebnisevaluation (summativ) werden notwendige Daten zu Beginn des Projekts und am Ende des Projekts mittels Selbstevaluation erhoben. Als Erhebungs-
instrument dienen standardisierte quantitative Fragebögen. Eine Besonderheit bildet
hierbei die Datenerhebung der Schüler, da sich dies als Bestandteil der Projektdurchführung zur Erforschung der eigenen Medien-Nutzungs-Gewohnheiten darstellt. Dabei sollen die Schüler zunächst einen Fragebogen zur individuellen Handy- und Internetnutzung („Klassen-Handy-Check") anonym beantworten und diesen anschließend im Klassenverband gemeinschaftlich und qualitativ mit dem Klassenlehrer aus-
werten. Hier ist es wichtig, dass der Lehrer die Schüler vor dem Ausfüllen des Frage-
bogens darauf hinweist, dass es keine falschen Antworten gibt und sie keine Konse-
quenzen zu befürchten haben. Denn sonst besteht die Gefahr einer Ergebnisverzer-
rung, welche durch unwahre Beantwortung der Fragen ausgelöst wird und das Erhe-
bungsintrument somit seine Validität verliert. Der hier verwendete Fragebogen ist von
den Pädagogen der Sensibilisierungskampagne „Klicksafe.de", einer EU-Initiative für
mehr Sicherheit im Netz, speziell für den Safer Internet Day im Jahre 2014 für die
Nutzung in Schulen entwickelt worden (klicksafe.de, 2016). Der Safer Internet Day
findet immer einmal jährlich im Februar statt. Hier werden Schulen europaweit dazu
aufgerufen, Aktionen rund um das Thema Digitalisierung durchzuführen. Klicksafe.de
tritt dabei als Koordinator für Deutschland in Erscheinung. Darüber hinaus bietet
Klicksafe.de Informationen und Unterrichtsmaterialien zum kostenlosen Download für
Schüler, Eltern und Lehrer an (ebd.).

Um die Fragebögen für die Ergebnisevaluation statistisch auszuwerten, werden sie
im Nachgang in einer dafür aufgestellten Box eingesammelt. Da diese Maßnahme
während des regulären Unterrichts stattfindet, ist mit einer sehr hohen Rücklaufquote
zu rechnen. Des Weiteren bekommen die Eltern einen Elternbrief, welcher neben
den Informationen zum geplanten Projekt einen Fragebogen zur anonymen Beantwortung beinhaltet.

Die Fragebögen sind selbsterstellt, jedoch an denen der Schüler angelehnt. Inhaltlich handelt es sich hierbei um die Einschätzung der Eltern über das Verhalten ihrer Kinder hinsichtlich dessen Mediengebrauchs, vorzugsweise des Smartphones. Den ausgefüllten Fragebogen können ihre Kinder anschließend, in einem verschlossenen Briefkuvert, in der dafür vorgesehenen Box abgeben. In Bezug auf die Rücklaufquote kommt es darauf an, wie groß das Interesse der Eltern an diesem Projekt ist.

Zweck der Fragebogenerhebung zu Beginn des Projekts ist die Erhebung der Ist-Werte. Um einen Datenvergleich zur Bewertung des Projekterfolgs zu bekommen, werden die gleichen Fragebögen am Ende des Projekts noch einmal zur Beantwortung verteilt. Zudem sollen die Schüler zu Beginn und am Ende des Projekts jeweils an einem Wochenende ein Medien-Nutzungsprotokoll führen, welches für die Ist- und Soll-Erhebung ebenso von Bedeutung ist. Die gewonnenen Daten werden statistisch ausgewertet, miteinander verglichen und analysiert. So lassen sich Aussagen über die Qualität und den Erfolg des Projekts treffen, welche u. a. bedeutsam für eine Übertragbarkeit auf andere Schulen und für die Dokumentation und ggf. Präsentation über den Projekterfolg für Mittelgeber sowohl für das vorliegende Projekt als auch zur Gewinnung von Investoren für zukünftige Projekte sein können.

Wie bereits oben angedeutet, ist zusätzlich eine formative Evaluation geplant, welche das Projekt in der 2. Durchführungsphase begleitet. Da sich die Schüler selbstständig dazu entschließen sollen, ihren Smartphone- bzw. Internetgebrauch einzuschränken und bewusster zu gestalten, ist es sinnvoll diese Phase, wenn nötig, eingreifend zu begleiten, um den Projekterfolg zu sichern. Dies geschieht durch leitfadengestützte, qualitative Interviews und Beobachtungen durch die Lehrer. Mit Hilfe dieser Maßnahmen ist es möglich, Gespräche mit den Schülern zu führen, um sie erneut zu motivieren. Auch die Eltern sollten in Anlehnung an die gesteckten Ziele, qualitativ interviewt werden, dies könnte im Rahmen des Abschlussfestes geschehen.

Dazu ist es sinnvoll Fragen zur Erfassung von Wissenszuwachs, nach Veränderungen der Einstellungen und des Verhaltens zu formulieren.

12 Erwartbare Ergebnisse

Zunächst ist zu erwarten, dass das Projekt erfolgreich impliziert und durch die inhaltlich interessante und abwechslungsreiche Gestaltung auch bei den Schülern eine hohe Akzeptanz findet. Bereits nach den ersten Wochen der Projektteilnahme haben sich die Jugendlichen intensiv mit der Thematik auseinandersetzt, ihren Mediengebrauch kritisch reflektiert und entsprechend ein Bewusstsein für ihr jeweiliges Medien-Nutzungsverhalten entwickelt. Ferner ist mit einem wesentlichen Zuwachs an Wissen im Hinblick auf gesundheitliche Effekte eines übermäßigen und leichtfertigen Medienkonsums sowohl bei den Schülern als auch bei interessierten Eltern zu rechnen. Sie wissen, dass das Internet viele Vorteile bietet und deshalb aus unserer Gegenwart und Zukunft nicht zu verdrängen ist, aber sie haben auch gelernt, dass ein gewissenhafter Umgang mit digitalen Medien unabdingbar ist. Die Schüler kennen mögliche Gefahren für Körper und Geist und haben erfahren, wie sie diesen entgegenwirken können. Die Partizipation und Autonomie der Schüler während des Projekts, z. B. mittels Selbstrecherche im Internet, fördert die Freude am Projekt, die Entwicklung von Methoden- sowie Sozialkompetenz und stärkt das Selbstbewusstsein der Schüler. Auch das Projektteam setzt sich während der Projektdurchführung intensiv mit dem Thema Internetnutzung und deren Folgen auseinander und überprüft vermutlich in diesem Zusammenhang das eigene Verhalten, welches nicht nur reflektiert, sondern ggf. überdacht und angepasst wird. Die Erfüllung des Ziels der Medienzeiten-Verkürzung wird ebenfalls erwartet. In welchem Umfang dies geschieht, ist schwer vorhersehbar. Aus diesem Grund kommt es wesentlich darauf an, die Schüler zu motivieren und von dem Nutzen dieser Maßnahme zu überzeugen. Wenn dies gelingt, ist mit mannigfachen erwünschten Effekten zu rechnen, beispielsweise haben die Schüler mehr Zeit für sportliche Betätigungen und Freizeitaktivitäten. Dies verbessert nicht nur die körperliche Fitness, sondern beugt zudem Adipositas vor und fördert schließlich die gesamte Gesundheit. Ferner trägt der eingeschränkte Mediengebrauch sowie die Einführung handyfreier Zonen zu einer besseren Kommunikation unter den Schülern sowie innerhalb der Familie bei und verhindert Konflikte, die als Folge der Mediennutzung entstehen. Zu erwarten ist, dass die Schüler aufgrund der dann fehlenden Ablenkung durch das Smartphone, entspannter, ausgeschlafener, aber auch konzentrierter ihren Alltag und ggf. schulisch notwendige Anforderungen besser bewältigen können.

Neben der temporären Veränderung des Mediengebrauchs ist auch ein verantwortungsvoller inhaltlicher Umgang mit neuen Medien zu erwarten, insbesondere in Bezug auf soziale Netzwerke. Dies kann den Schülern helfen, wieder Werte wie gegenseitige Anteilnahme, Respekt, Achtung und Toleranz anderen gegenüber zu lernen und zu verinnerlichen. Somit können sie sich vor Gefahren und gesundheitsschädigenden Effekten, die bei der Internetnutzung entstehen können, z. B. durch Cyber-Mobbing, schützen.

Zudem ist denkbar ist, dass die Schüler, Eltern und Lehrer außerhalb der Schule mit Freunden, Bekannten oder Verwandten über diese Thematik reden und möglicherweise auch dort ein Umdenken zu bewirken.

13 Übertragbarkeit

Wie bereits in der Einleitung angedeutet, haben die Recherchen im Vorfeld ergeben, dass an den Schulen in regionaler Umgebung bisher keine vergleichbaren Maßnahmen zur Gesundheitsförderung im Hinblick auf die Allgegenwärtigkeit digitaler Medien durchgeführt wurden. Aus diesem Grund ist davon auszugehen, dass auch in anderen Schulen der Umgebung Handlungsbedarf bezüglich dieser Thematik besteht. Durch eine umfassende Öffentlichkeitsarbeit lässt sich das Interesse und die Nachfrage nach Projekten dieser Art sicherlich steigern. Insofern ist es denkbar, dieses Projekt nach erfolgreicher Durchführung auch in anderen Klassen der selben Schule sowie an anderen Schulen der Umgebung zu implementieren. Ferner ist vorstellbar, ein Projekt von ähnlicher Struktur mit Schülern unterer Jahrgänge durchzuführen, z. B. an Grundschulen. Vor dem Hintergrund der immer früheren Konfrontation der Kinder mit dem Internet ist eine frühere Sensibilisierung gewiss sinnvoll.

14 Ausblick

Im Oktober 2016 hat die Bundesbildungsministerin Prof. Dr. Johanna Wanka ihr neu ausgearbeitetes Bildungsinvestitionsprogramm „DigitalPakt#D" im Rahmen der „Bildungsoffensive für die digitale Wissensgesellschaft" präsentiert (BMBF, 2016, S. 4). Darin geht es in erster Linie um die Bereitstellung von 5 Milliarden Euro für die Verbesserung der IT-Infrastruktur an rund 40.000 Schulen deutschlandweit, z. B. für die Ausstattung der Schulen mit Computern und WLAN (Ebel, 2016, S. 1).

Die finanziellen Mittel soll der Bund zur Verfügung stellen, die jeweiligen Länder werden im Gegenzug verpflichtet entsprechende pädagogische Konzepte vorzulegen (BMBF, 2016, S. 4).

Der „DigitalPakt#D" wird derzeit u. a. von Lehrern, Lehrerverbänden und Politikern kontrovers diskutiert (Forum Bildung Digitalisierung, 2016). Im Rahmen ihrer Recherche hat die Verfasserin festgestellt, dass viele Schulen im Umkreis bereits mit moderner Hard- und Software sowie der Vernetzung mit dem Internet ausgestattet sind. Wie sich zeigt, fördert eine Digitalisierung der Schulen allein noch keinen selbstsicheren und gesunden Umgang der Schüler mit den neuen Medien. Auch der Bundeswirtschaftsminister Siegmar Gabriel betonte in seiner Eröffnungsrede des diesjährigen Nationalen IT-Gipfels, dass im Rahmen der Digitalisierung an Schulen viel mehr das Erlernen eines souveränen Umgangs als nur der Einsatz von digitaler Technik z. B. Tablets im Mittelpunkt der Diskussion stehen sollte (BfWE, 2016). Um genau diese geforderten Kompetenzen bei Kindern und Jugendlichen zu entwickeln ist es erforderlich, entweder Projekte wie das vorliegende dauerhaft zu implementieren oder die Pädagogen entsprechend fortzubilden, denn ohne die nötige Fachkompetenz ist der Gebrauch innovativer Technologien wenig hilfreich. Es ist Zeit für einen Wandel im Bildungskontext, von veralteten Lehrplänen hin zu zeitgemäßen pädagogischen Konzepten, um den neuen medialen Herausforderungen gerecht zu werden und Schulbildung zeitgemäß zu gestalten. Denn wie oben erwähnt, kann man sich der voranschreitenden Digitalisierung nicht verschließen, aber man kann den Weg für einen verantwortungsbewussten Umgang mit digitalen Medien bereiten und den Kindern und Jugendlichen helfen, gesund, glücklich und selbstbewusst in diese durch Medien bestimmte Welt hineinzuwachsen. Da die voranschreitende Digitalisierung mittlerweile fast alle Lebensbereiche Jugendlicher beeinflusst, ist es nicht nur Aufgabe der Schulen und Erziehungsberechtigten, sondern es ist eine gesamtgesellschaftliche Aufgabe, sich den digitalen Herausforderungen zu stellen, um die Chancen, welche die neuen Medien bieten sinnvoll zu nutzen und gesundheitlichen Risiken aus dem Weg zu gehen.

15 Literaturverzeichnis

BMBF Bundesministerium für Bildung und Forschung (2016). *Bildungsoffensive für die digitale Wissensgesellschaft. Strategie des Bundesministriums für Bildung und Forschung.* Berlin. BMBF

BMFSFJ Bundesministerium für Familie, Senioren, Frauen und Jugend. (2016). *check the web.* Abgerufen von: Jugendschutz aktiv: http://www.jugendschutz-aktiv.de/de/weitere-angebote/beispiele-aus-der-praxis/projektbeschreibung/projektdatenbank/projekt/check-the-web.html

BMFSFJ Bundesministerium für Familie, Senioren, Frauen und Jugend. (2016). *Präventionstheater "Lauffeuer".* Abgerufen von: Jugendschutz aktiv: http://www.jugendschutz-aktiv.de/de/weitere-angebote/beispiele-aus-der-praxis/projektbeschreibung/projektdatenbank/projekt/praeventionstheater-lauffeuer-cybermobbing.html

BMFSFJ Bundesministerium für Familie, Senioren, Frauen und Jugend. (2016). *Sicher online gehen.* Abgerufen von: Bundesministerium für Familie, Senioren, Frauen und Jugend: http://www.bmfsfj.de/BMFSFJ/kinder-und-jugend,did=193546.html

BMFSFJ Bundesministerium für Familie, Senioren, Frauen und Jugend. (2013). *D21 -Digital-Index. Digitale Kompetenzen werden immer wichtiger.* Abgerufen von: https://www.bmfsfj.de/bmfsfj/aktuelles/alle-meldungen/digitale-kompetenzen-werden-immer-wichtiger/112606

BMWi Bundesministerium für Wirtschaft und Energie (2016). *Der Nationale IT-Gipfel 2016.* Abgerufen von: http://www.de.digital/DIGITAL/Redaktion/DE/IT-Gipfel/Video/2016/der-nationale-it-gipfel-2016.html

BzgA Bundeszentrale für gesundheitliche Aufklärung (2015). Pressemitteilung. *Eltern und Lehrer sollten auch "Ins Netz gehen".* Abgerufen von www.bzga.de/presse/pressearchiv/?jahr=2015&nummer=964

Dammler, A. (2012). *Lead digital Nr. 19. Smartphone ist wie Fast Food.* Abgerufen von: https://www.wiso-net.de/document/LEDI_A52936247

Ebel, C. (2016). *#DigitalPakt D - Tut sich jetzt was in den Schulen?* Abgerufen von: http://www.digitalisierung-bildung.de/2016/10/12/digitalpakt-d-tut-sich-jetzt-was-in-den-schulen/

Forum Bildung Digitalisierung (2016). *DigitalPakt#D: Reaktionen auf die BMBF-Initiative.* Abgerufen von: http://www.forumbd.de/dialog/oeffentliche-reaktionen-digitalpaktd/.

I-KiZ Zentrum für Kinderschutz im Internet (2012) *Pressemitteilung: Kristina Schröder: "Intelligenter Kinder- und Jugendschutz verlangt nach gemeinsamem Denken und Handeln". Bundesfamilienministerin startet I-KiZ-*

Zentrum für Kinderschutz im Internet. Abgerufen von: https://www.i-kiz.de/wp-content/uploads/2013/11/Pressemitteilung-zur-Gründung-des-I-KiZ-10.09.2012.pdf

JuSchG Jugendschutzgesetz und JMStV Jugendmedienstaatsvertrag. (2002). Abgerufen von: http://www.bmfsfj.de/RedaktionBMFSFJ/Abteilung5/Pdf-Anlagen/JuSchG-deutsch-2016,property=pdf,bereich=bmfsfj,sprache=de,rwb=true.pdf

JuSchG Jugendschutzgesetz (2016). *Broschüre.* Abgerufen von: BmFSFJ: http://www.bmfsfj.de/BMFSFJ/Service/volltextsuche,did=12862.html

Kaba-Schönstein, L. (2006). *Leitbegriffe für gesundheitliche Aufklärung. Glossar zu Konzepten, Strategien und Methoden in der Gesundheitsförderung.* 4. erweiterte und überarbeitete Auflage. Redaktionsgruppe: P. Franzkowiak. L. Kaba-Schönstein, M. Lehmann, P. Sabo. Schwabenheim a.d. Selz: Hg. BZgA. Fachverlag Peter Sabo.

Klicksafe (2016). *Die EU-Initiative Klicksafe.* Abgerufen von: http://www.klicksafe.de/ueber-klicksafe/die-initiative/projektinfo/

Knoll, N. (2013). *Einführung in die Gesundheitspsychologie.* 3. Auflage. München: Ernst Reinhardt, GmbH & Co KG.

LfM NRW Landesanstalt für Medien Nordrhein-Westfalen (2016). *Medienberatung NRW.* Abgerufen von. http://www.medienkompetenzportal-nrw.de/medienpaedagogischer-atlas-nrw/datenbank-suche/detailseite/mpa/InstitutionShow/show/mpa-einrichtung/medienberatung-nrw.html

LVR Landesjugendamt Rheinland (2016). *Projekt- und Initialförderung in der Kinder- und Jugendhilfe.* Abgerufen von: LVR.de: http://www.lvr.de/de/nav_main/jugend_2/jugendförderung/finanziellleförderung/modellundinitialprojekte/modellundinitialprojekte_1.jsp

Hornbrecher, M., Baron, G. (2014). *Studie: Jugend 3.0 - abgetaucht nach Digitalien?* Hamburg: Techniker Krankenkasse.

Manz, K., Schlanck, R., Poethko-Müller, C., Mensink, G., Finger, J., Lampert, T. (2014). *Körperlich-sportliche Aktivität und Nutzung elekronischer Medien im Kindes- und Jugendalter. Ergebnisse der KIGGS-Studie-Erste Folgebefragung (KIGGS Welle 1).* Bundesgesundheitsblatt, S. 340-348.

Menkens, S. (2015). *Jugendmedienschutz. Beste Freundinnen teilen alles, sogar das Passwort.* Abgerufen von: http://www.welt.de/politik/deutschland/article140620565/beste-freundinnen-teilen-alles-sogar ihr passwort abgerufen

MFKJS- Ministrium für Familie, Kinder, Jugend, Kultur und Sport (2016). *Kinder- und Jugendförderplan 2013–2017 des Landes Nordrhein-Westfalen .* Abgerufen von: https://www.mfkjks.nrw/kinder-und-jugendfoerderplan-2013-2017-des-landes-nordrhein-westfalen abgerufen

Naidoo, J. (2010). *Lehrbuch der Gesundheitsförderung. Überarbeitete, aktualisierte und durch Beiträge zum Entwicklungsstand in Deutschland erweiterte Neuauflage.* Köln: Bundeszentrale für gesundheitliche Aufklärung (BZgA).

Nemitz, G., Rieder, C. (2011). *GDI Impuls. Homo Smartphone.* Abgerufen von: https://www.wiso-net.de/document/GDI_984EFDFAA2F53C95BD7F9CAD6CD7D26B

RKI Robert Koch-Institut (2015). *Mediennutzung. Faktenblatt zu Kiggs Welle 1: Studie zur Gesundheit von Kindern und Jugendlichen in Deutschland - 1. Folgebefragung.* Berlin. RKI

Schmitz, R., Ellert, U., Gutsche, J., Poethko-Müller, C., Ryl, L., Schlack, R., Ziese, T. (2014). *Kiggs - Welle 1 Brochüre. Die Gesundheit von Kindern und Jugendlichen in Deutschland.* Berlin: Robert Koch-Institut.

Spitzer, M. (2015). *Cyberkrank. Wie das digitalisierte Leben unsere Gesundheit ruiniert.* München: Droemer Verlag.

Wagner, U., Eggert, S., Schubert, G. (2016). *Studie. MoFam - Mobile Medien in der Familie.* München: JFF - Institut für Medienpädagogik.

Weiner, J. (2011). *"Medienkompetenz" - Chimäre oder Universalkompetenz? - Essay.* Bundeszentrale für politische Bildung. Abgerufen von: www.bpb.de/apuz/33557/medienkompetenz-chimäre-oder-universalkompetenz-essay?p=all.

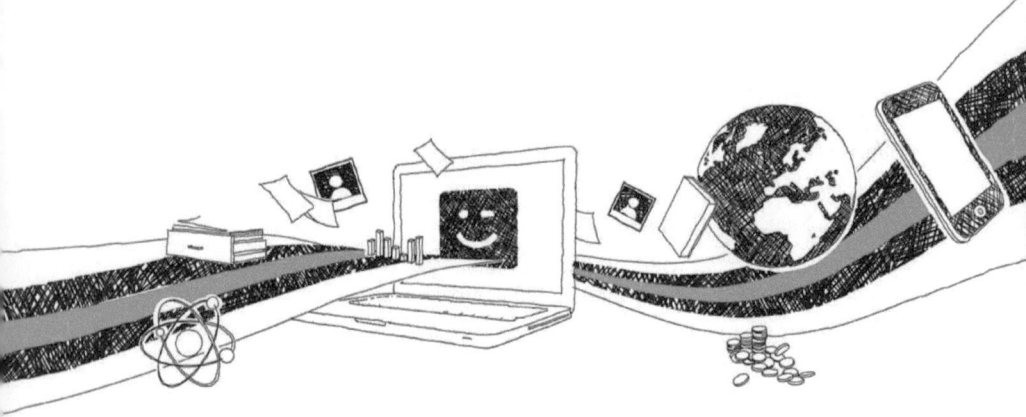
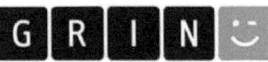